DES

ÉRYTHÈMES INFECTIEUX

DANS LA

FIÈVRE TYPHOÏDE

PAR

le Docteur Gérard GILLET

NANCY

IMPRIMERIE CRÉPIN-LEBLOND, 21, RUE SAINT-DIZIER

(PASSAGE DU CASINO)

1896

DES

ÉRYTHÈMES INFECTIEUX

FIÈVRE TYPHOÏDE

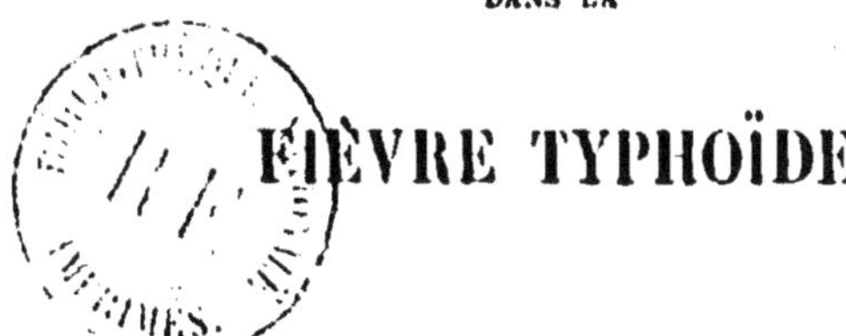

PAR

le Docteur GÉRARD GILLET

———— ◆ ————

NANCY

IMPRIMERIE CRÉPIN-LEBLOND, 21, RUE SAINT-DIZIER

(PASSAGE DU CASINO)

—

1896

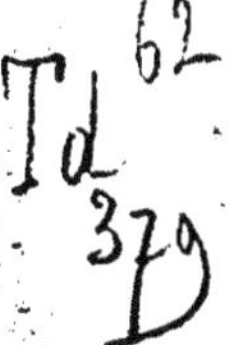

DES ÉRYTHÈMES INFECTIEUX

FIÈVRE TYPHOÏDE

CHAPITRE PREMIER

HISTORIQUE

L'histoire des Érythèmes infectieux dans la fièvre typhoïde est toute de ce siècle ; c'est en effet à une date relativement récente que l'on s'est occupé des éruptions spéciales à cette affection : à partir du moment seulement où les travaux de Louis de Chomel attribuèrent aux taches rosées lenticulaires une grande valeur diagnostique, on remarqua et on décrivit les autres éruptions cutanées.

Forget le premier, en 1843, en a peut-être publié un cas ; il s'agissait d'un exanthème généralisé, survenu le sixième jour d'une fièvre typhoïde, les taches n'étant apparues que sept jours après.

Plus tard Wyndham Cottle (Observation XV) en publie un cas encore assez douteux.

Murchinson, dans son traité de la fièvre typhoïde attire sérieusement l'attention de ce côté : il parle d'efflorescences cutanées, scarlatiniformes, apparaissant au début de la maladie, mais n'en donne pas d'observation ; insiste sur les sudamina et les taches rosées.

En 1862, nous trouvons dans les *Mémoires de Médecine et de Chirurgie militaires*, un travail de Sourier et Aspol, sur une épidémie de fièvre typhoïde et de rougeole qui sévit en 1859 à St-Etienne : D'après leurs observations, ces auteurs concluent à l'existence, non pas de deux maladies distinctes, mais d'une seule : la fièvre typhoïde présentant un symptôme spécial, exceptionnel, une éruption rubéoliforme, mais non de nature morbilleuse.

En 1864, la thèse de Chédevergne, sur les manifestations congestives et inflammatoires de la fièvre typhoïde, nous offre deux observations d'exanthèmes scarlatiniformes survenant au début de la maladie, avant l'apparition des taches et durant l'un, quatre jours, et l'autre neuf.

Griesinger dans son traité des maladies infectieuses (1877) s'exprime ainsi : « Dans des cas rares, on observe en même temps que les taches rosées lenticulaires, un exanthème en forme d'urticaire, ou des saillies qui se transforment en vésicules ou en pustules. Au contraire on constate quelquefois, chez des individus à peau délicate, une injection diffuse ou par plaques étendues de coloration rosée ; le tégument prend alors un léger aspect marbré, surtout à la partie supérieure de la poitrine. » Mais Griesinger, pas plus que les autres ne décrit nettement les symptômes, la marche, la date d'apparition de l'éruption.

La même année Bez, dans sa thèse sur la *contemporanéité de la fièvre typhoïde avec les autres fièvres éruptives* tend à faire admettre la simultanéité de la fièvre typhoïde et de la rougeole : toutefois la coïncidence des deux maladies n'est pas prouvée d'une façon irréfutable.

Voici seulement de la précision ; c'est dans le travail que MM. Raymond et Nélaton firent paraître sur ce sujet en 1878 dans le *Progrès Médical.* Ils citent trois observations, dont deux au moins, sont absolument typiques.

Puis viennent les travaux de Kéromnes, Reynaud, Cabiran, qui ajoutent quelques observations à celles déjà connues.

En 1883, Lemaigre, dans sa thèse, résume les travaux précédents avec trois observations à l'appui.

Le travail de M. Estève, en 1888, sur l'évolution simultanée de la fièvre typhoïde avec la rougeole et la scarlatine, bien loin d'apporter des observations bien probantes, met au contraire en doute le diagnostic des autres observations, celles de Raymond et Nélaton, en particulier.

En 1888, dans sa thèse, de Langenhagen, après avoir décrit les érythèmes polymorphes essentiels, insiste sur les érythèmes polymorphes secondaires, survenus au cours de diverses maladies, et en particulier en rapporte deux intéressantes observations dans la fièvre typhoïde, recueillies à la clinique du professeur Spillmann ; nous les lui emprunterons.

Plus récemment, en 1890, M. Lovy, nous donne dans sa thèse six observations d'exanthèmes rubéoliformes du déclin de la fièvre typhoïde et en s'appuyant sur deux observations empruntées à MM. Raymond et Nélaton, sur une tirée de la thèse de M. Raynaud et trois venant de la thèse de M. Lemaigre, il essaye de fixer la date de l'apparition de cet érythème, sa nature, son pronostic.

Les docteurs Hutinel et Martin de Gimard, dans la *Médecine Moderne* 1890, p. 81, 101, 124, étudient d'une façon remarquable, les formes graves des érythèmes infectieux dans la fièvre typhoïde. Dans les *Archives générales de Médecine* 1892, p. 263 et 385 (sept. et oct.) Hutinel a repris la question à un point de vue plus général, il étudie l'érythème infectieux dans la fièvre typhoïde, la scarlatine, la rougeole, les angines, la diphthérie, comme n'étant que « l'expression symptomatique accidentelle, d'une infection générale, à manifestations multiples. »

Sous l'inspiration de M. le docteur Hutinel, Calton fait paraître en 1893, sa thèse intitulée: « *Contribution à l'étude d'un érythème symptomatique d'une infection secondaire, en particulier au cours de la fièvre typhoïde chez l'enfant.* » C'est le dernier ouvrage paru sur la question.

CHAPITRE II

DÉFINITION — OBSERVATIONS

Nous éliminerons de notre étude toutes les éruptions cutanées que l'on a rencontrées jusqu'ici dans le cours de la dothiènentérie, ainsi, nous ne parlerons pas des taches rosées, connues suffisamment, ni des taches bleues, ni des éruptions sudorales, ecthymateuses, furonculeuses ; nous n'aborderons pas non plus les éruptions pétéchiales, hémorragiques, généralement accompagnées d'autres hémorragies dans les cas graves infectieux. Nous concentrerons toute notre étude sur la description, l'apparition, la nature, la valeur pronostique et le traitement de ces taches rouges, plus ou moins confluentes qui rappellent à première vue les exanthèmes de la rougeole et de la scarlatine et qu'il n'est pas rare de voir apparaître dans le cours de la fièvre typhoïde. Notre description s'appuiera sur huit observations rencontrées dans le service de M. le professeur Spillmann, dont deux empruntées à la thèse du docteur de Langenhagen.

OBSERVATION 1

(Service de M. le Professeur SPILLMANN)

Fièvre continue grave avec Erythème. — Entrée du malade le 30 novembre 1894. — Apparition de l'érythème le 28 décembre. — La température qui oscillait autour de 38°, atteint à ce moment 39°7. — Guérison dans les premiers jours de janvier.

Marguerite S...., ménagère, 25 ans.

Pas d'antécédents personnels ou héréditaires spéciaux.

Entrée à l'hôpital le 30 novembre 1894. Malade depuis 15 jours.

Diarrhée, faiblesse, anorexie, bourdonnements d'oreille, mais pas d'épistaxis au début.

2 décembre. — Adynamie, abdomen ballonné, T. 40°6 le soir.

5 décembre. — Adynamie très prononcée, pupilles dilatées, réagissant mal. Eruption de taches rosées très nombreuses, semi confluentes sur le thorax et l'abdomen, coïncidant avec une descente brusque de la température 39°8 à 37°8. Pouls aux euvirons de 124 depuis l'entrée.

9 décembre. — Même éruption de taches rosées. T. 39° ; pupilles rétrécies, rahs disséminés, urines et selles involontaires.

Les jours suivants : amélioration sensible ; adynamie persistante. T. oscillant autour de 38°. Pouls aux environs de 124.

28 décembre. — Sur la partie postérieure de l'avant-bras : éruption exanthémateuse ; papules confluentes à droite, s'effaçant à la pression du doigt ; papules semblables à la face interne et antérieure des cuisses et des jambes, petites, arrondies, très peu saillantes. Rien sur le tronc.

En même temps élévation de la température qui atteint 39°7.

Dans la soirée, tous le bras était rosé.

29 décembre. — L'éruption a pâli et en partie disparu.

Guérison dans les premiers jours de janvier.

OBSERVATION II

(Service de M. le Professeur Spillmann)

Erythème infectieux survenu au cours d'une fièvre continue chez une syphilitique. — Entrée à l'hôpital le 15 mai 1895 avec symptômes graves. — Apparition de l'érythème le 27 mai. — A cette époque la température qui marquait 39°9 tombe à 38°. — Mort le 29 mai.

B...., 20 ans, domestique, entre à l'hôpital le 15 mai 1805, ne présente rien de particulier comme antécédents héréditaires. Comme antécédents personnels, a eu : Phlébite, roséole, alopécie, céphalée, malade depuis trois semaines ; au début, diarrhée, puis maux de tête, anorexie, vomissements.

A son entrée à l'hôpital on constate : Faciès congestionné, prostration T. 40° P. à 84 ; au cœur : léger roulement systolique ; diarrhée intense ; hypertrophie de la rate : quelques taches rosées ; gargouillement léger dans la fosse iliaque droite, cœcum indolore.

17 mai. — Abattement plus marqué, taches rosées bien nettes, T. 40° P. 108 ; même état les jours suivants.

25 mai. — Selles moins abondantes ; délire ataxo-adynamique furieux. T. 39°9 ; P. 108.

27 mai. — Aucun changement ; mais on remarque depuis la veille, l'apparition, sur les avant-bras, les bras, le devant de la poitrine, le dos, les fesses, d'une éruption ressemblant à un véritable rahs scarlatineux, mais ne s'observant pas au niveau des aisselles et des aines.

Plaques érythémateuses surtout au niveau des seins. T. aux environs de 38°, langue sèche, conjonctivité légère à l'œil gauche.

28 mai. — L'éruption a disparu, excepté aux fesses et à l'avant-bras gauche.

Mort le 29 mai, à 7 heures du matin.

Autopsie. — Congestion intense des deux poumons ; dilatation du cœur droit et végétations sur la valvule mitrale et les valvules sygmoïdes de l'aorte. Congestion également intense de l'intestin grêle, sur une longueur environ de trente centimètres, depuis le dessus de l'appendice, avec follicules clos hypertrophiés, et de la partie supérieure du gros intestin sur une longueur à peu près égale à partir de l'appendice.

On ne trouve pas d'ulcérations.

OBSERVATION III

(Service de M. le Professeur SPILLMANN)

Fièvre continue compliquée d'érythème infectieux. — Entrée le 14 juin 1895, avec symptômes graves — Albumine. — Le 20 juin, T. 40°9. — Le 21 juin, apparition de l'érythème. T. 38°. — Mort au bout du second septenaire.

D...., 13 ans, entré à l'hôpital le 14 juin 1895. Pas d'antécédents héréditaires spéciaux, la malade a eu étant jeune, des convulsions, des croûtes de lait, quelques ganglions. Il y a deux mois, apparition des règles ; depuis, faiblesse persistante.

Malade depuis huit jours, au début, céphalée, toux, épistaxis abondant une seule fois ; puis diarrhée, perte d'appétit.

A son entrée, T. 40°5 P. 120 ; pommettes rouges, prostration assez accentuée, abdomen un peu sensible, gargouillement dans la fosse iliaque droite ; douleur localisée au flanc gauche, diarrhée, hypertrophie de la rate, toux, quelques râles sibilants, aux deux bases. Urines rouges avec flocons de mucus ; assez albumineuses.

Etat stationnaire les jours suivants jusqu'au 20 juin où la température s'élève à 40°9.

21 juin. — On constate l'existence d'un érythème polymorphe analogue à un exanthème scarlatineux généralisé ; sur la surface de flexion de l'avant-bras et sur la région postérieure du coude : rougeur diffuse, de teinte claire, unie; sur la surface d'extension du même avant-bras gauche, ces plaques se dissocient et se continuent par un piqueté rouge plus ou moins confluent. On remarque quelques petites taches rouges dont les plus grandes n'ont pas la dimension d'une pièce de 50 centimes, avec un point plus rouge central, simulant la piqûre d'un insecte. Sur les deux fesses et descendant d'une part, un peu plus sur la racine de la cuisse, d'autre part, remontant jusqu'à hauteur des dernières côtes, rougeur diffuse, un peu papuleuse; quelques taches purpuriques sur la face antérieure du pied gauche ; sur l'avant-bras droit, piqueté moins net et moins confluent. Agitation, puis coma, et la malade meurt le 21 juin, à 11 heures du soir.

Autopsie. — Congestion intense des deux poumons; hémorragies sous-pleurales ; sérosité louche en légère quantité dans le péricarde; cœur gras ; rate légèrement diffluente, notablement hypertrophiée.

Plusieurs glanglions mésenteriques volumineux. Dans l'intestin : plaques de Peyer boursoufflées ainsi que quelques follicules clos, surtout au niveau du cœcum. Pas d'ulcérations.

Bactériologie. — Le 21 juin, en s'entourant des plus minutieuses précautions, M. le professeur agrégé Etienne recueille, par piqûre, du sang :

1° Au niveau d'une portion de peau restée saine ;

2° Au centre d'une des taches érythémateuses.

Ce sang est immédiatement ensemencé sur gélose et bouillon ; ces ensemencements donnent des cultures pures de staphylocoques blancs et dorés; colonies nombreuses sur la gélose.

OBSERVATION IV

(Service de M. le Professeur Spillmann)

Fièvre continue compliquée d'érythème. — Entrée le 10 juin 1895. — Antécédents héréditaires tuberculeux. — Le 2 juillet apparition de l'érythème. — La température qui oscillait autour de 40° tombe à 36°. — Hypothermie persistante. — Mort le 7 juillet, cinquième septenaire de la maladie.

D...., 19 ans, chapelière, entre à l'hôpital le 10 juin 1895 ; accuse des antécédents tuberculeux héréditaires, (père mort d'une affection de poitrine ; frère mort à 21 ans, bacillaire.)

Antécédents personnels nuls. Se dit malade depuis le 6 juin 1895 ; d'abord : maux de tête, diarrhée, courbature générale et perte d'appétit ; puis fièvre, cauchemars et insomnie.

A son entrée, la face est congestionnée, prostration et somnolence assez accusée. T. 38° ; P. 92 ; langue saburrale, nausées, douleurs au cœcum, diarrhée verte et hypertrophie de la rate. Urines foncées, un peu albumineuses.

12 juin. — Atténuation des symptômes, diarrhée jaune T. 39°.

Les jours suivants : température oscillant autour de 37°5, avec ascension brusque à 40°4 le 18 au soir.

24 juin. — Râles sibilants et ronchus disséminés en arrière. T. 39°5.

26 juin. — Apparition de deux ou trois taches rosées. Vomissements fréquents T. 36°5 matin ; T. 39°4 soir. Jusqu'au 1er juillet, les symptômes persistent accompagnés de ballonnement du ventre, de prostration profonde et d'agitation nocturne. T. aux environs de 40°.

2 juillet. — Selles noires, descente brusque de la température à 36°. Pouls faible, dépressible, on remarque une éruption acnéique sur

la face d'extension des avant-bras et une desquamation furfuracée au front et sur la joue droite, avec rougeur un peu bleuâtre de la peau.

5 juillet. — Eruption acnéiforme très nette, occupant la face d'extension de l'avant-bras et le bras : Petites papules et macules disséminées, bien isolées, occupant les deux bras et les deux fesses, surtout à droite, et un peu au thorax. Le soir, apparaît un véritable érythème qui se répand entre l'éruption acnéiforme assez pâle et envahit le membre supérieur, surtout l'avant-bras ; les membres inférieurs, les fesses, le dos, où il est plus pâle, hypothermie, T. au-dessous de 36°.

6 juillet. — L'érythème occupe l'avant-bras, côté de la flexion, et le bras. Taches analogues à des taches purpuriques ; quelques taches nummulaires avec point rouge central sur l'avant-bras. L'érythème pâlit sur les fesses et le membre inférieur, envahit la face et le front et la partie supérieure du thorax. — Hypothermie. — Délire. — Pouls très faible. — Mouvements convulsifs des lèvres. Mort le 7 juillet au matin.

Autopsie. — Congestion pulmonaire intense ; cœur gros à parois épaissies ; Foie gras très volumineux, décoloré, jaunâtre. Reins volumineux pâles. Dans l'intestin grêle au-dessus du cœcum, on trouve cinq ou six ulcérations, dont les escharres sont tombées et qui sont en voie de cicatrisation, ulcérations disséminées sur une hauteur de environ vingt centimètres. Au-dessous ; rien d'anormal.

Bactériologie. — Le 5 juillet, avec les précautions d'usage, M. le Professeur agrégé Etienne, recueille du sang au niveau de la pulpe du doigt et l'ensemence sur gélose.

Colonies pures de staphylocoques dorés.

OBSERVATION V

(Service de M. le Professeur SPILLMANN)

Fièvre continue compliquée d'Erythème. — Entrée le 2 septembre. — le 13, apparition de l'Erythème avec T. 40°5 tombant à 37°6. — Convalescence très longue. — Guérison le 4 Décembre. — Albumine.

G....., 12 ans, entre à l'hôpital le 2 septembre ; comme antécédents héréditaires, rien de particulier, comme antécédents personnels, elle a eu la rougeole. Depuis le 24 août seulement elle gardait le lit, bien qu'avant déjà elle eût éprouvé de la fatigue et de la céphalée. C'est le 26 août que survinrent la diarrhée, les coliques et la fièvre. En ce moment la malade a maigri et se plaint principalement de maux de tête ; des taches rosées paraissent disséminées sur l'abdomen, il y a du délire, des cauchemars, de la prostration. T. 40°5.

Pas d'appétit , diarrhée.

La malade tousse et crache un peu ; pas de bronchite.

Le pouls est rapide, fort, régulier, à 120° ; battements cardiaques très frappés.

Pendant deux jours, on administre à la malade deux grammes d'antifébrine qui ne modifient nullement la température qui se maintient entre 40° et 41°. — Traitement par les bains froids, antiseptie gastrique, benzo-Naphthol, alimentation lactée.

Pendant les jours suivants, la maladie suit son cours régulier, la température oscillant autour de 40°.

Le 13 au soir, vingt-quatrième jour de la maladie, apparition d'une éruption érythémateuse, couvrant la face d'extension de l'avant-bras, dos de la main, 1res phalanges, avec éruption très disséminée sur la face de flexion, sur les jambes, le bas de la cuisse, le dos du pied, un peu la plante, les fesses. Rien sur le thorax.

Cette rougeur érythémateuse semble formée par la confluence de taches rouges nummulaires, avec point central plus rouge, entouré lui-même d'une zône plus pâle. Ces taches dont quelques-unes sont très légèrement surélevées, sont confluentes au niveau des avant-bras, bien plus disséminées au membre inférieur.

L'état général est très rapidement devenu très mauvais, la prostration profonde, le teint grisâtre.

15 matin. — L'érythème est très foncé ; le soir il pâlit notablement.

Le 16 au soir légère recrudescence de l'érythème.

Le 17 il a presque disparu ; la malade est affaissée : elle répond immédiatement aux questions, mais péniblement.

L'état général, alors des plus graves, s'améliore lentement pendant les jours suivants, la période de descente thermique s'établit et se continue progressivement, interrompue au 31me jour, par une poussée brusque et éphémère à 40°. La convalescence, très longue, très lente se fait normalement, sauf une nouvelle poussée brusque de la température durant trois jours.

La malade guérie quitte l'hôpital le 4 décembre.

Bactériologie. — Le 17 septembre avec précautions minutieuses, on recueille du sang à l'avant-bras, au centre rouge vif d'une tache érythémateuse ; une autre quantité de sang est prélevée par piqûre au niveau de la peau saine. Dans les deux cas, le résultat est négatif, les ensemencements restant stériles.

OBSERVATION VI

(Service de M. le Professeur SPILLMANN)

Fièvre continue. — Blennorrhagie compliquée d'Érythème. — Entrée le 26 novembre 1895. — Apparition de l'Erytème le 29. — A ce moment T. 39°5 ; descente à 38°. — Guérie le 20 décembre. — Albuminc.

Joséphine S....., domestique, entre à l'hôpital le 26 novembre 1895. — Il y a trois ans son père mourait de l'influenza ; sa mère

mourait il y a deux ans à l'âge de la ménopause ; elle a trois sœurs et deux frères bien portants ; elle-même est mère d'un enfant de deux ans en bonne santé.

Bien réglée à l'âge de 15 ans, elle n'a jamais été malade, mais il y a cinq jours elle dut cesser le travail à la suite de violents maux de tête et de douleurs abdominales ; elle dormait à peine d'un sommeil très agité. Dimanche dernier elle partit en voiture pour Jarville où elle resta deux jours ; elle en revient aujourd'hui accusant des douleurs généralisées par tout le corps et se présente à l'hôpital.

De constitution assez robuste, elle est presque obèse, très abattue, dyspnéique, les pommettes légèrement colorées. T. 40°2.

La langue est blanche, rouge sur les bords, les lèvres sont desséchées, l'inappétence est continue ; depuis quelques jours elle n'a pris aucune nourriture. Le ventre est ballonné, très douloureux à la pression, surtout dans la fosse iliaque droite ; la constipation dure depuis quatre jours ; les vomissements sont constants, sur le flanc droit, au niveau de la ceinture apparaît une petite tache rosée ; quelques autres, mais vagues, se montrent au même niveau.

Le foie, la rate sont légèrement augmentés de volume.

A la percussion du thorax on perçoit en avant une légère submatité au sommet droit ; en arrière rien d'anormal.

A l'auscultation, la respiration est un peu rude au sommet droit en avant et en arrière.

L'expectoration est légère, la toux fréquente.

Les urines sont rares, troubles, sans albumine pour le moment.

Il y a du délire, de l'insomnie, pas d'exagération des réflexes ; jamais elle n'a eu de crise de nerfs.

Le 29, au niveau des deux poignets, on observe un placard érythémateux à contours mal définis, se fondant progressivement avec la peau saine, disparaissant à la pression ; sur le thorax on aperçoit des plaques érythémateuses très nettes. Quand on fait asseoir la malade elle s'exécute très vite. La chemise est tachée en jaune soufre.

Injection de Permanganate de Potasse. T. 39°5 à 38°.

Le 30, les plaques érythémateuses, rouges lie de vin, en forme de placards symétriques, se sont étendues du poignet à l'avant-bras et en nappe ; le pourtour en est très net et s'avance sur la face dorsale de la main gauche.

Présence de l'albumine dans les urines.

Le 3 décembre. — L'érythème a disparu, mais la malade n'a pas uriné depuis 2 jours ; on la sonde.

4 décembre. — La malade dort bien et n'est pas constipée.

12 décembre. — La diarrhée a disparu depuis quatre jours, il n'y a plus de taches rosées, ni de douleurs de tête, ni de ventre.

Du 14 au 20, amélioration rapide ; la malade demande à manger.

OBSERVATION III. — XVIII° (*de la Thèse de Langenhagen*)

(Service de M. le Professeur Spillmann

Fièvre typhoïde. — Broncho-Pneumonie. — Otite. — Érythème Polymorphe. — Guérison le 23° jour. — Albumine. —

Jules C... 36 ans, employé de banque, entre le 8 février 1888, à l'hôpital civil, service de M. le Professeur Spillmannu, le malade se plaint de maux de tête, de bourdonnements d'oreille et de lassitude générale, depuis huit jours. Alité depuis quatre jours.

10 février. — État actuel : homme amaigri, teint pâle. T. 38° P. 100, langue blanche ; inappétence ; pas de diarrhée, ventre souple ; pas de taches rosées.

Abattement, lassitude, insomnie, céphalalgie.

Rien de particulier dans les organes.

11 février. — T. 38°6 m. 40° s. Deux selles diarrhéiques jaunes depuis hier. Abattement considérable ce matin, albumine dans l'urine.

12 février. — T. 40° hier soir. La diarrhée continue. Taches rosées assez nombreuses sur l'abdomen et le dos.

Traitement. Antifébrine 2 gr. sirop de chloral.

13 février. — Le malade a l'ouïe très dure depuis hier soir. Expectoration grisâtre adhérente. Congestion pulmonaire à la base droite.

14 février. — Même état; T. entre 39°2 et 39°8.

17 février. — T. 40°5, s.; 38°6 m. P = 104, 108. Le malade dit se trouver mieux.

Pas de selles depuis hier; surdité persistante.

19 février. — Selles moulées depuis hier; expectoration ambrée encore adhérente ; bouffée de râles sous crépitants à la base droite.

Le malade se trouve mieux. T. 40°3; 39°6.

23 février. — (23° jour de la maladie) T. 39°4. 3. ; 38°6 m.; sur le tronc, l'abdomen les bras et les cuisses se trouvent une série de taches papuleuses rouges, de diamètre variant de celui d'une piqûre de puce à celui d'une pièce de cinquante centimes ; au centre de chaque papule, se trouve un point rouge ; dans les aisselles il existe un semis de petites taches rouges, grosses comme un grain de millet.

N'a plus de diarrhée.

24 février. — L'éruption est presque confluente.

26. — Ce matin on constate un écoulement uréthral et le malade se plaint de cuisson en urinant.

L'éruption persiste, elle occasionne des démangeaisons assez vives.

28. — Les premières papules érythémateuses pâlissent ; mais il existe une nouvelle poussée d'éléments plus étendus que les premiers ; au coude droit se trouve une plaque érythémateuse qui occupe toute la partie postérieure du bras.

29. — L'éruption a considérablement pâli, il ne reste plus que quelques papules.

Température normale.

OBSERVATION VIII. — XIXe *(de la Thèse de Langenhagen)*

(Service de M. le Professeur SPILLMANN)

Fièvre Typhoïde. — Erythème Polymorphe dans la convalescence.

Marie X..... 11 ans, entre le 10 novembre 1887 dans le service de M. le Professeur Spillmann. Malade depuis le 2 septembre, se plaignait de douleur de tête et de ventre; anorexie, constipation, accablement général.

13 novembre. — Etat actuel : faciès pâle, un peu amaigri, langue sèche, anorexie; ventre un peu ballonné ; nombreux sudamina sur tout le corps; pas de taches rosées. T. 40° s. — 39° 8 m. Un peu de bronchite typhique.

Du 14 au 18 novembre. — Même état ; constipation ; T. oscillant autour de 39°.

20 novembre. — T. 39°6 s. — 38°2 m. Abattement moindre; nombreux sudamina ; pas de taches rosées : constipation opiniâtre.

27 novembre. — Le malade demande à manger.

30. — Le malade entre en convalescence.

Pendant tout le mois de décembre, la convalescence marche très lentement, traversée de temps en temps par de nouvelles poussées et des rechutes de la fièvre et de l'état général.

1er janvier 1888. — Au matin, l'enfant se plaint de douleurs dans les jambes et on constate à la partie antérieure des deux jambes et presque sur le genou gauche, la présence de petites nodosités roses, cutanées, douloureuses à la pression; à leur niveau la peau a un aspect papuleux rouge violacé, et même au niveau des tibias; contusiforme. A la partie antérieure du genou gauche, l'une de ces papules a le diamètre d'une pièce de deux francs. A la partie antéro-latérale des avant-bras, on constate de même des petites papules ayant l'aspect de piqûres de punaises. On n'en trouve pas au niveau des coudes, mais il en existe quelques-unes au niveau de la partie inférieure du bras droit. T. 37°5.

2 janvier. — T. $\frac{38°6\ s.}{37°\ m.}$ Il ne reste plus que quelques papules aux jambes. Aux bras, même état.

3 janvier. — T. $\frac{39°\ m.}{39°\ s.}$ La peau a encore une légère teinte ecchymotique à peine appréciable, on perçoit encore quelques nodosités non douloureuses et quelques petites papules rosées à l'avant-bras droit.

5 janvier. — Apyrexie. Les nodosités ainsi que les papules et la douleur ont disparu.

Donc trois sortes d'éléments : papules rouges, violacées autour des genoux ; nodosités sur la crête des tibias ; aux avant-bras petites papules ortiées.

Des cultures ont été faites et n'ont pas donné de résultat.

OBSERVATION IX

(Service de M. le Professeur agrégé HAUSHALTER), communiquée au dernier moment et non signalée au Chapitre II, intitulé : *Définition.*

Fièvre typhoïde compliquée d'Erythème au 15ᵉ jour de la maladie. Guérison

Jeanne....., âgée de 7 ans, entre à la clinique des maladies des enfants le 11 octobre 1895. Père mort à 46 ans. Mère 44 ans, bien portante. Elle a eu 7 enfants dont deux sont morts, on ignore de quoi. Jeanne fut élevée au sein, elle n'a pas eu de maladies antérieures, si ce n'est la rougeole, l'année dernière.

Malade depuis 6 jours, elle a de la fièvre et des maux de tête.

12 octobre. — Enfant bien constituée, langue blanche, ventre

souple, selles normales. Rien de particulier du côté du système nerveux. Thorax normal, cœur et pouls bons.

14 octobre. — Idem.

17 octobre. — La langue se nettoie ; légère constipation ; taches rosées ; ventre un peu ballonné ; rien au thorax. L'enfant est très abattue. T. oscillant entre 30°7 et 30°.

20 octobre. — Langue sale, selles normales, ventre souple. Desquamation furfuracée sur les avant-bras. Eruption d'érythème papuleux sur le tronc et sur les fesses. T. 40°.

21 octobre. — L'érythème a envahi surtout le tronc, il est moins prononcé sur les membres inférieurs et sur les membres supérieurs, mais prédomine sur la face inférieure des cuisses. C'est un érythème papuleux diffus, d'un rose pâle, simulant l'éruption de la rougeole au moment où elle commence à pâlir ou de la roséole syphilitique. Abdomen un peu météorisé. Pouls dichrote. En ce moment, sur la joue gauche, une plaque rouge grande comme une pièce de cinq francs vient d'apparaître.

22 octobre. — L'érythème a pâli et ne se montre plus que sous forme de macules d'un rouge brun. La desquamation furfuracée est très marquée.

23 octobre. — L'érythème a presque complètement disparu, il ne reste que des macules brunâtres.

28 octobre. — Langue encore un peu blanche, constipation, ventre souple. Rien au thorax.

1er novembre. — Convalescence.

12 novembre. — T. 39°s ; 39° m. langue un peu blanche, une tache rosée. Les jours suivants : Desquamation très abondante. Une selle diarrhéique.

29 novembre. — T. 38°4 s ; 37° m.

Bactériologie. — Le 21 octobre, ensemencement sur gélose, de sang recueilli au doigt. Résultat négatif.

CHAPITRE III

DESCRIPTION

———

Dans le cours de la fièvre typhoïde, comme dans celui des maladies générales, il n'est point rare de voir apparaître sur la peau des taches rouges plus ou moins confluentes, plus ou moins symétriques, rappelant les exanthèmes de la rougeole et de la scarlatine et se manifestant par des symptômes généraux graves, dont l'ensemble éveille de suite l'idée d'un empoisonnement secondaire, très souvent mortel. Ces taches subissent dans leurs manifestations des influences de milieu, de terrain qui font qu'elles revêtent autant de formes qu'il y a de causes ou de conditions dans leur apparition. De là, différents types cliniques érythémateux.

Types cliniques. — Érythémateux lisse rubéolique. Les taches sont lisses, déchiquetées en cartes ; elles présentent toutes la même teinte, ne font aucune saillie appréciable ni à la vue, ni au toucher ; elles sont séparées par des espaces de peau saine ; naissant simultanément ou à quelques heures d'intervalle ; se localisent aux

poignets, aux coudes, aux malléoles et à la partie supérieure des fesses, rarement au cou ; elles épargnent
la face. C'est dans ces points d'élection qu'elles persistent
davantage, pour quelquefois s'étendre au-delà et
gagner du terrain, principalement sur les membres.
On les voit s'accroître excentriquement et atteindre les
dimensions d'une pièce de deux à cinq francs. Ces petites
macules rosées ou d'un rouge vif, variant de la grosseur
d'une tête d'épingle à celle d'une lentille, d'une pièce de
cinquante centimes à celle d'une pièce d'un, deux ou cinq
francs, s'effacent sous la pression du doigt et présentent
tous les caractères de la rougeole.

*Erythémateux lisse scarlatiniforme desquamatif
ou non desquamatif.* — Dans d'autres cas les placards
deviennent rapidement confluents, ils envahissent tous
les membres, le dos, le thorax, respectant la face : ils sont
séparés par des intervalles dans lesquelles la peau reste
saine et semble plus pâle (ce sont les formes érythémateuses, circinées, marginées, gyratées) (Hutinel). Ces
formes peuvent être ou non desquamatives.

Les éléments éruptifs peuvent encore être saillants et
donner la sensation d'un épaississement de la peau (c'est
l'érythème papulo-pustuleux ; vésico-pustuleux ; bulleux
de Hutinel) autour duquel s'étendaient plusieurs cercles
rosés cutanés, couleur rouge vin (forme particulièrement
grave).

Quelquefois des taches de purpura s'associent à
l'éruption (Hutinel en vit deux fois). Dans notre observation III nous signalons quelques taches purpuriques
sur la face antérieure du pied gauche. Cette forme n'est

donc pas imputable au décubitus, elle a comme lieu
d'élection celui de l'érythème. Dans notre observation IV,
il y a des taches analogues à des taches purpuriques.

Signalons ces petites taches rouges, décrites dans nos
observations III, IV, VI et XVIII de la thèse de Langenhagen, de la dimension d'une pièce de vingt centimes,
avec un point rouge central simulant la piqûre d'un insecte.
(Puce, punaise). *Voir la planche phototypique ci-contre.*

Tels sont les différents types; ils s'unissent très
souvent et forment des érythèmes nettement polymorphes
(Raymond et Nélaton, *Progrès Médical*, 1878), papuleux
sur les membres inférieurs scarlatiniformes sur le tronc.

En tous cas, tous ont des caractères communs: Ils
débutent par les mêmes endroits, poignet, coude, genou,
malléoles, fesses; se généralisent excentriquement, par
voie centripède, pour évoluer vers le tronc; se groupent
d'une façon presque exactement symétrique, donc ne
peuvent être attribués à une action purement locale fugace;
enfin il n'atteignent jamais la face des muqueuses.

Les phénomènes d'ordre général que nous rencontrons comme prodrômes de la symptomatologie de
l'érythème infectieux dans la dothiénentérie revêtent dès
le début une gravité rapidement menaçante. Ce sont
d'abord des vomissements. symptômes exceptionnels à
cette période de la maladie; le lait, le bouillon, bien
tolérés d'abord jusque-là, sont rejetés: puis les malades
rendent sans grands efforts des matières bilieuses, verdâ-
tres, porracées, mélangées de mucosités filantes. Ces vomissements durent plusieurs jours, ils sont presque incoerci-
bles et ne permettent pas l'ingestion de boissons tièdes ou
glacées. Le faciès s'altère rapidement rappelant celui des ma-

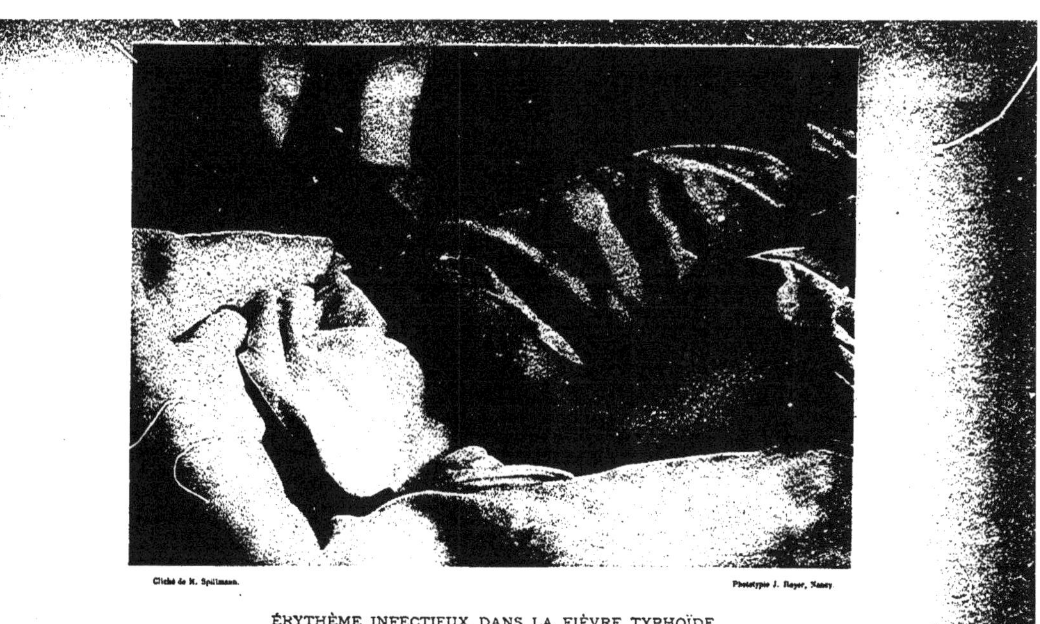

ÉRYTHÈME INFECTIEUX DANS LA FIÈVRE TYPHOÏDE

lades atteints de péritonite grave. C'est le faciès infectieux pseudo-péritonéal ; le nez est effilé, aminci ; les yeux sont brillants et excavés, entourés d'un cercle d'un rouge sombre ; les lèvres sont pincées, les joues marbrées, le teint terreux ; toute la physionomie respire l'angoisse et la stupeur. La diarrhée (toujours dans les états graves) augmente et les selles ont un aspect spécial gris verdâtre très net ; sa fétidité est très accentuée.

La température suit une courbe thermométrique particulière, sur laquelle Hutinel, en 1890, avait déjà attiré l'attention. Avant l'éruption la température monte soit brusquement, soit d'une façon continue, pour arriver à une légère élévation visible sur la courbe de la dothiénentérie ; puis survient une dépression d'autant plus curieuse qu'elle ne concorde avec aucune amélioration dans l'état général. De 40° et plus, la température peut tomber au-dessous de la normale 37° pour osciller autour de ce point et remonter à 40° au moment de la mort.

C'est ainsi que dans presque toutes nos observations la température suit à peu près cette courbe.

Dans la première, elle oscille autour de 38° pour atteindre brusquement 39°7 le jour de l'éruption ;

Dans la deuxième, elle s'élève au moment de l'éruption à 39°9 pour tomber à 38° ;

Dans la troisième, la courbe est encore plus sensible, de 40°9 elle s'abaisse à 38° ;

Dans la quatrième, qui est la plus remarquable sur ce point, elle oscille durant trois jours autour de 40°, pour tomber brusquement au moment de l'éruption à 36° ;

Dans la cinquième, la T. est à 40°5, pour tomber ensuite à 37° ;

Dans la sixième, elle est à 39°5, elle tombe aussitôt à 38° ;

Ce sont des faits probants (*Voir le tracé thermométrique ci-contre*).

Le pouls suit une marche parallèle à la température, il se ralentit d'abord, perd de son ampleur, pour s'accélérer ensuite et atteindre une fréquence extraordinaire dans les derniers moments.

Il n'y a pas de collapsus, dit Hutinel, puisqu'il n'existe pas de refroidissement des extrémités et que les malades peuvent répondre et comprendre.

Les urines sont en général albumineuses. Nous en trouvons dans les observations III ; IV ; VI ; VII.

La respiration, peu troublée dès le début, s'accélère dans les dernières heures, avec la congestion passive des poumons et l'altération du sang.

La prostration et l'adynamie sont profondes, c'est un état de torpeur que l'on pourrait prendre pour du coma. Il n'y a pas de convulsions, mais l'excitabilité du système nerveux est extrême et les réflexes tendineux exagérés ; on trouve aussi de la trépidation spinale.

Que conclure de tous ces symptômes qui viennent se substituer à ceux en cours dans la fièvre typhoïde, ne doit-on pas songer à une infection surajoutée, à une toxémie des plus graves ?

D'où, à côté d'érythèmes bénins, caractérisés à peine par une simple efflorescence cutanée, sans symptômes généraux graves, on rencontre dans les hôpitaux, des érythèmes d'une gravité exceptionnelle, entraînant la mort dans deux ou trois jours.

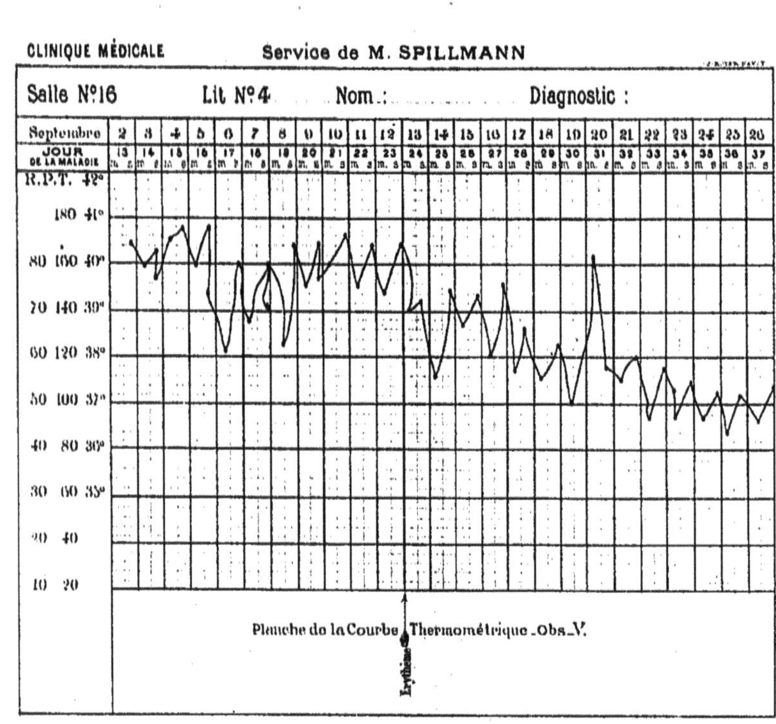

Salle N°16   Lit N°4   Nom.:   Diagnostic :
Septembre 2 3 4 5 6 7 8 9 10 11 12 13 14 15 16 17 18 19 20 21 22 23 24 25 26
JOUR DE LA MALADIE 13 14 15 16 17 18 19 20 21 22 23 24 25 26 27 28 29 30 31 32 33 34 35 36 37
R.P.T. 42°
180 41°
80 160 40°
70 140 39°
60 120 38°
50 100 37°
40 80 36°
30 60 35°
20 40
10 20
Planche de la Courbe Thermométrique _ Obs _ V.
Érythème

CHAPITRE IV

ETIOLOGIE

L'Etiologie de cette infection secondaire, à manifesta-
tation érythémateuse dans la fièvre typhoïde est obscure ;
on ne peut guère en fixer la fréquence d'après les observations publiées. Hutinel seul a pu dresser une statistique ; dans la clinique de M. le professeur Spillmann,
nous n'en trouvons que huit cas sur 500 observations.
C'est dire que ce phénomène n'est point banal, cependant
j'imagine que bien des cas sont méconnus ou passés sous
silence et qu'une recherche attentive en atténuerait la
rareté apparente. En effet, lorsque Lovy voulut écrire sa
thèse, il lui fallut peu de temps pour trouver trois cas à
l'hôpital St-Martin, deux à St-Antoine dans un seul service
et un à Lariboisière.

En 1889, du 1er juin au 1er décembre, à l'hôpital des
enfants malades, se déclara une véritable épidémie d'érythème infectieux chez les petits malades, atteints de fièvre
typhoïde. Ce fut Hutinel et M. le docteur Martin de Gimard
qui le notent douze fois, sur 38 typhiques. Cinq de leurs

enfants succombent en quelques heures avec les symptômes d'un empoisonnement grave.

En 1892, Calton, dans le service de M. Legoux a pu
en observer onze cas, en deux séries. La première a lieu
en juillet avec trois décès sur 6 observations; la deuxième
en septembre, à un mois d'intervalle, avec deux décès
sur 5 cas.

Nous, dans le service de M. le professeur Spillmann,
nous en observons six cas, dont trois dans le même mois,
tous trois suivis de mort; les trois autres cas furent bénins
et isolés.

On est tenté de prononcer ici le mot d'épidémicité.

Quant à la contagiosité, elle ne peut guère être mise
en doute. Calton fait remarquer que dans l'épidémie de
juillet les malades filles occupaient des lits assez voisins
(n⁰ˢ 26, 29, 30) que deux de ces malades (lits 30 et 26) entrè-
rent le même jour, et furent atteintes tour à tour à quelques
jours d'intervalle (3 jours). — Que chez les garçons, toujours au moment de l'épidémie de juillet, les deux malades
sont couchés l'un en face de l'autre (lits 3 et 28), qu'ils sont
entrés à trois jours d'intervalle (20 et 23 juin) que le
premier fut atteint le 30 juin, le deuxième le 5 juillet, donc
5 jours après le premier.

Il signale enfin qu'à la deuxième épidémie, en septembre, les deux frères atteints d'érythème, l'un le 23 et
l'autre le 26, étaient entrés le même jour à l'hôpital.

Chez nous, deux malades entrés l'un le 15 mai, l'autre
le 10 juin dans la salle XVI, occupèrent les lits 14 et 15,
c'est-à-dire voisins; ils furent atteints les 27 juin et 5 juillet
pour succomber les 29 juin et 7 juillet. (Observ. II et IV.)

Dans l'Observ. III. La malade est entrée le 14 juin dans la même salle XVI et fut atteinte le vingt-unième jour, jour où elle mourut.

Ces phénomènes infectieux plus fréquemment signalés chez les enfants, ce qui est dû peut-être à la facilité de l'observation, ou bien à la susceptibilité plus grande du tégument, ou encore à une prédisposition aux manifestations cutanées auxquelles ils sont sujets, atteignent encore souvent les adolescents, pour devenir rares chez l'adulte ; mais on les rencontre à-tous les âges avec des caractères identiques.

Ils surviennent aussi souvent dans la convalescence que dans la période d'état, aussi s'explique-t-on difficilement leur dépendance immédiate de la maladie infectieuse typhique et loin d'attribuer ces manifestations à l'action du bacille d'Eberth, nous pensons naturellement à l'idée d'une infection secondaire et, avec Hutinel, nous admettons comme porte d'entrée les fissures sur les lèvres, les affections buccales et pharyngées, aphtes et autres, les plaies, les escharres, etc. — Nous y reviendrons plus longuement.

M. Hanot, dès 1876, avait observé des fièvres typhoïdes à forme rénale, et avait été frappé par la fréquence des érythèmes, tantôt simples, tantôt compliqués de vésicules ou de bulles et dernièrement MM. Rendu et Eugène Bodin, présentaient à la Société médicale des hôpitaux, une intéressante observation de fièvre typhoïde à forme rénale, compliquée d'érythème, nous la relatons ici toute entière :

« Dès l'entrée de la malade à l'hôpital, son état général paraissait peu rassurant : langue sèche et rouge, aspect vultueux de la face ; T. oscillant entre 40° et 41° degrés :

Pouls fréquent et à faible tension ; tuméfaction considé-
dérable de la rate ; urine rare et fortement chargée d'albumine.

Malgré l'emploi rigoureux et systématique des bains
froids à 22 et 23 degrés, le thermomètre ne descendait guère
au-dessous de 40°, même au sortir du bain et quelquefois
l'eau froide semblait marquer une recrudescence de la
fièvre. Dès cette époque, la face et les mains présentaient
une coloration d'un rouge vineux, presque violacé qui
s'exagérait encore après les bains. Renonçant à la balnéa-
tion dont l'efficacité semblait démontrée, M. Rendu fit
donner à la malade un lavement de 1 gramme d'antipyrine
qui fut répété le lendemain. La température s'abaissa à
38°6 sans que l'état général parut s'améliorer ; la faiblesse
augmentait notablement, le ventre était de plus en plus
ballonné et soulevé par de fréquentes secousses de hoquet,
interrompues de temps à autres par des vomissements.
Sur le tronc et la racine des membres apparurent de larges
placards érythémateux, presque ecchymotiques. L'albumine augmenta dans l'urine et la malade succomba dans
le collapsus, avec des températures basses.

Le cœur, le foie, présentaient les altérations banales
que l'on rencontre en pareil cas. Les reins, très rouges,
peu augmentés de volume, présentaient de nombreux
petits points noirâtres qui semblaient répondre aux glomé-
rules gorgés de sang ou à de petites hémorragies.

L'examen histologique pratiqué par M. Eugène Bodin
démontra des lésions de néphrite diffuse généralisée, avec
prédominance des altérations épithéliales. Les coupes
colorées, par le bleu de kunhe et la thionine phéniquée,

permirent de constater la présence de nombreux bacilles trapus, larges, aux extrémités arrondies, représentant tous les caractères morphologiques du bacille d'Eberth. Ces bacilles se rencontrent en très grand nombre, par groupes ou disséminés, dans les cellules ou dans la cavité des tubes urinifères. »

Nous n'entrons pas dans la discussion qu'a soulevée cette observation qui apporterait la démonstration d'une *Néphrite directement produite par le bacille d'Eberth*, mais nous attirons seulement l'attention sur la fréquence des érythèmes infectieux dans ces typhoïdes à formes rénales en constatant que dans quatre de nos observations (Obs. III. V. VI. VII.) nous rencontrons de l'albumine dans les urines.

Ces érythèmes ne se manifestent pas seulement chez les typhoïdes, on les a encore décrits dans les fièvres éruptives et en particulier dans les rougeoles graves (Hutinel) que compliquaient des broncho-pneumonies, mortelles en quelques heures ; dans la scarlatine ; dans la diphthérie (Mussy 11 cas) ; dans les cas de septicémie (Verneuil) ; dans les affections chirurgicales (Trenkl) et même au cours du tétanos chirurgical subaigu. C'est M. Mollo qui en rapporte un cas (*Loire médicale*, novembre 1803) survenu chez une fillette de 11 ans, vingt-deux jours après une légère blessure du bord externe du pied droit. Une éruption prurigineuse en forme de sudamina apparut et se généralisa rapidement. Le grattage déterminait des excoriations arrondies qui s'entouraient d'un bourrelet rouge saillant, ces bourrelets étaient surtout nombreux à la paume de la main et à la plante des pieds. L'éruption disparut au bout de quatre jours et fut suivie d'une desquamation partielle.

L'enfant a guéri de son tétanos. On n'avait donné ni chloral, ni opium et ce qui porte un argument plus concluant en faveur de l'origine tétanique de l'éruption, c'est l'hémorragie intestinale observée au seizième jour de l'affection chez cette petite malade.

En effet, les expériences bactériologiques modernes ont montré que l'hémorragie est un symptôme fréquent et commun de différentes intoxications bacillaires.

On les rencontre encore dans la fièvre puerpérale (Geneix en fournit 16 observations), dans la broncho-pneumonie, l'arthritisme, l'ergotinisme, où ils se montrent sous forme de papules polymorphes et enfin dans la blennorragie.

Dans tous ces érythèmes, il y a tellement d'analogie qu'on se demande s'ils n'ont pas la même cause et la même origine.

CHAPITRE V

PATHOGÉNIE

Pour expliquer l'apparition des érythèmes en général, on a eu recours à de nombreuses théories, dont une, celle de l'*angio-névrose*, est adoptée par un certain nombre de physiologistes allemands. L'érythème polymorphe serait produit par une atonie des nerfs vaso-dilatateurs, laquelle amènerait une dilatation vasculaire et l'érythème. Cette atonie des nerfs vaso-dilatateurs serait causée par des excitations parties des centres vaso-moteurs de la moelle, et enfin, ces centres vaso-moteurs seraient impressionnés par un grand nombre d'agents, soit mécaniques, soit chimiques, soit physiques, soit virulents, et enfin, excitations réflexes parties des organes génitaux. Mais il faut nettement séparer de tous les érythèmes à cause banale, qui peuvent à la rigueur s'expliquer par les causes ci-dessus invoquées, les érythèmes dus à une cause générale infectieuse ou non ; (et c'est là précisément les érythèmes infectieux proprement dits) dont la lésion cutanée ne représente qu'un syndrome. L'idée d'une modification

vaso-motrice comme cause immédiate prochaine de l'érythème, peut être acceptée ; mais il faut distinguer entre
les divers agents susceptibles de produire eux-mêmes ces
modifications ; c'est ainsi qu'on pourrait adopter volon-
tiers cette théorie allemande en expliquant, dans le cas
d'érythème infectieux, la lésion cutanée, par l'action sur
les vaso-moteurs des particules du poison, disséminées
par le courant circulatoire, et par l'action d'un sang chargé
de microbes sur l'ensemble du système nerveux. On sait
qu'un choc émotif ou un traumatisme peut devenir l'origine de réflexes congestifs hémorragipares et aboutissant
à la production d'un exanthème pétéchial, d'un purpura.
C'est très probablement à un mécanisme analogue, mais
dont l'origine est dans l'action du sang empoisonné sur
les centres nerveux que sont dus les exanthèmes hémorragiques de la péliose rhumatismale et des fièvres graves :
Variole, rougeole, scarlatine, fièvre typhoïde, dans leur
forme hémorragique. Nous ne savons pas encore si, ici, le
contage participe par son action locale, à la production de
ruptures vasculaires.

Théorie infectieuse. — Cette théorie vraie d'une façon
évidente pour la variole, la rougeole, la scarlatine, l'érythème polymorphe enfin, comme l'a démontré, dans sa
remarquable thèse, M. de Langenhagen, peut-elle aussi
expliquer la présence des exanthèmes dits infectieux, au
cours de la fièvre typhoïde ? D'après Lovy, elle l'explique-
rait parfaitement.

Cet auteur semble rejeter d'une façon absolue, la
coexistence de la fièvre typhoïde et de la rougeole en particulier. « Les quatre seuls cas que l'on connaît, dit-il,

comme devant offrir l'évolution simultanée des deux affections, se sont terminés par la mort à la suite d'une complication ; (pyopneumothorax, pleuro-pneumonie, pneumonie, otite suppurée) d'autre part, il n'y est pas fait mention de taches rosées ou de symptômes pathognomoniques de la dothiénentérie, nous pensons que le diagnostic de fièvre typhoïde n'est pas du tout certain et que les quatre malades cités ont bien pu succomber à des complications de la rougeole, revêtant une forme plus ou moins typhoïde. »

Pour des raisons analogues, on peut rejeter aussi la coexistence de la scarlatine ou de la variole avec la fièvre typhoïde.

L'hypothèse où l'exanthème serait d'origine toxique médicamenteuse, ne doit pas être non plus envisagée ici. Est-il donc dû à l'élimination par la peau, d'un poison fabriqué dans l'organisme, soit immédiatement, soit accidentellement sous l'influence de l'infection typhique?

Les matières toxiques s'accumulent, on le sait, dans le sang, pendant les maladies infectieuses ; tous les appareils fonctionnent d'une manière insuffisante ou quelquefois nulle; les émonctoires n'éliminent plus les déchets de l'organisme et d'autre part les matières contenues dans l'intestin sont absorbées, à la surface des Plaques de Peyer, ulcérées, transformant toute la muqueuse intestinale en une vaste plaie suppurante et éminemment absorbante. A ce mode d'empoisonnement déjà si puissant s'ajoutent les poisons formés par le microbe typhique, de sorte qu'à un certain moment le sang et les humeurs sont surchargées de matières à éliminer, matières extérieurement toxiques, comme l'ont démontré les recherches de Bouchard, sur la toxicité des urines. On comprend donc fort bien que ces substances dont l'organisme cherche à se débarrasser par tous ses émonctoires, puissent agir, tellement elles sont irritantes, sur les nerfs ou les vaisseaux du tégument par où elles viennent de s'échapper.

On pourrait aussi comparer cet exanthème, aux éruptions médicamenteuses bien connues, ou encore aux éruptions signalées dans certaines septicémies ou au cours d'autres maladies infectieuses ; telles que l'urticaire, dans les cas d'embarras gastriques fébriles. Cependant l'éruption rubéoliforme typhique en particulier ne ressemble pas beaucoup, comme forme, aux érythèmes médicamenteux ou septicémiques sus-mentionnés ; dans cette éruption, il y a toujours un certain degré d'extravasation sanguine, qu'on ne trouve habituellement pas dans les autres cas ; et surtout si elle était d'origine toxique, on devrait l'observer presque toujours dans les cas les plus graves, ce qui n'est pas du tout général.

Mais en quoi consiste cette infection exanthémateuse ?

Quel est son bacille érythrogène ?

Dans la diphtérie, Mussy évoque le streptocoque ; dans le choléra, le coli-bacille intervient avec Lesage et Macaigne (1892).

Après avoir autopsié (immédiatement après la mort) trois cholériques enlevés au stade de réaction, ces deux savants ont trouvé dans les trois cas, les organes envahis par le coli-bacille, tandis que chez douze cholériques enlevés dans le stade de l'agidité, l'envahissement des viscères par le même microbe, ne s'était effectué que quatre heures après le décès. De là, cette conclusion : « La réaction cholérique parait être une infection secondaire par le coli-bacille. » Puisque l'érythème fait partie des phénomènes réactionnels, c'est donc à l'infection coli-bacillaire qu'il faudra l'attribuer.

Ces deux micro-organismes : streptocoque et coli-bacille, sont-ils d'après les observations cliniques plus érythrogènes que le bacille de Lœfler, le bacille d'Eberth, le bacille virgule de Koch? Bien certainement non ; et je ne vois aucun motif de réserver le privilège de l'érythrogénie au streptocoque, ou au coli-bacille. Aussi dans la fièvre typhoïde nous considérerons l'érythème comme un des symptômes rares de l'infection eberthique, en rappelant que nos cultures faites avec du sang recueilli là où les macules et les papules semblent vouloir attester un mouvement de défense de l'organisme, et par conséquent là où les micro-organismes devraient fourmiller, ont donné des cultures stériles pour le bacille d'Eberth ; on n'y rencontra que des cultures pures de staphilocoques dorés. Comme conclusion, nous admettrons que plusieurs microbes, soit qu'ils agissent isolément, soit qu'ils associent leurs efforts, sont au même degré susceptibles de secréter un poison ou des poisons qui auront pour expression symptomatique l'érythème infectieux dans la fièvre typhoïde.

CHAPITRE VI

DIAGNOSTIC

—

Un grand nombre de maladies infectieuses s'accompagnent de manifestations cutanées diverses, avec des aspects morphologiques variables ; de même, on sait que diverses intoxications, l'intoxication hydrargirique, par exemple, l'intoxication par les composés bromes, par l'antipyrine, par l'iodure de potassium (Richardière) se révèle souvent par un exanthème prononcé. Nous tendrons dans cet article à bien établir la différence qui existe entre ces divers exanthèmes et l'érythème infectieux, symptôme d'une infection secondaire dans la fièvre typhoïde.

Chez les enfants on peut songer à l'apparition possible de la rougeole ou de la scarlatine, pendant la convalescence de la fièvre typhoïde, mais l'intensité des symptômes généraux (température avec sa courbe spéciale, troubles gastro-intestinaux, troubles nerveux, faciès, etc.) jointe à l'apparition antérieure des lésions buccales et péri-buccales ; les lieux d'élection des taches érythémateuses, siégeant au niveau des articulations et à la périphérie dès le début, leur évolution et l'apparition de vésico-pustules, les feraient facilement distinguer des papules inégales débutant sur la face dans la rougeole et de la rougeur diffuse avec pointillé débutant sur le tronc dans la scarlatine.

Les manifestations du côté des muqueuses dans la rougeole, coryza, éternuements, larmoiements, etc., l'aspect de la gorge et de la langue dans la scarlatine, confirmeraient le diagnostic.

La brusque intensité de la fièvre, la céphalalgie, les vomissements, la rachialgie sont les symptômes de la variole et bien que l'apparition de papules acuminées se transformant en quelques jours en vésico pustules et la marche de la température qui tombe au moment de l'éruption, pourraient faire songer à l'exanthème que nous décrivons, nous ne pourrons les confondre, car l'acné pustuleux ou varioliforme est presque toujours limité au visage et aux parties supérieures du dos et de la poitrine.

La teinte érysipélateuse et générale du visage, qui, dans la variole confluente fait suite aux symptômes généraux de l'invasion, ne sera pas non plus confondue avec la rougeur nettement limitée et espacée de peau saine que l'on rencontre sur le visage des érythémateux.

Quant aux rash varioleux de la période d'invasion, ils sont hypérémiques ou hémorragiques et se développent isolément ou simultanément chez le même sujet ; ils seront toujours accompagnés des phénomènes décrits plus haut et se feront reconnaître à leur choix d'élection (*aine et racines des cuisses*). Ces phénomènes d'invasion sont très variables dans leurs manifestations et on les a décrits sous les noms de rash morbilliforme, rash ortié, rash scarlatiniforme, rash purpurique.

Toutefois, dans les formes anormales de ces fièvres éruptives, le diagnostic pourra être difficile et il faudra tenir compte du mouvement épidémique.

Les érythèmes de causes externes qui apparaissent surtout au déclin de la fièvre typhoïde, au moment de la convalescence, avec coïncidence de fièvre, d'abattement, de diarrhée, pourront aussi faire croire à l'apparition de phénomènes de l'infection secondaire ; tels les érythèmes mécaniques, par frottement ou pression prolongée des membres contre les draps, siégeant surtout, aux talons, aux coudes, au sacrum ; tels ceux produits par la présence de substances irritantes (sueurs, urines, matières fécales) ; tels aussi ceux dus à la présence de substances médicamenteuses externes ; frictions d'essence de térébentine, de chloroforme ; applications de cataplasmes de moutarde ; d'onguents opodeldoch ou mercuriel, de poudre d'iodoforme. Le diagnostic en sera des plus faciles.

Les érythèmes par intoxication médicamenteuse doivent aussi fixer notre attention. Dans les cas que nous avons signalés, aucun médicament incriminé comme pouvant provoquer l'érythème n'a été absorbé par nos malades. On s'est borné au benzo-naphtol et au chlorydrate de quinine à doses thérapeutiques. Du reste, dans le même service et les mêmes salles, les autres malades typhoïdés furent à peu près soignés d'une façon identique et ne présentèrent point les mêmes phénomènes. Ajoutons que la suppression des médicaments incriminés n'empêcha point l'évolution de l'érythème.

Les principaux érythèmes connus jusqu'ici et dus à l'ingestion de certains médicaments ont toujours été fugaces et apparurent sans être accompagnés de symptômes généraux graves, sauf quelques-uns cependant. Nous allons les passer rapidement en revue.

Il y a les érythèmes quiniques paraissant sous forme de roséole qui débute par la face avec démangeaisons vives et desquamation. Ils atteignent surtout la femme.

Puis viennent les érythèmes dus à l'ingestion d'une petite quantité d'alcool, apparaissant surtout chez les enfants, par plaques fugaces sur la face et le tronc.

Ceux dus au benzo-naphtol : peu fréquents.

Les érythèmes dus au mercure et à l'iodoforme s'accompagnent souvent de symptômes généraux. Ainsi quand on saupoudre les plaies avec de grandes quantités d'iodoforme, surtout chez les cachectiques, il peut survenir du délire, mais pas d'élévation très notable de température. L'érythème est léger et vésiculeux.

Le docteur Morel Lavallée, dans la revue de médecine (juin 1891), étudie les érythèmes causés par l'absorption du mercure par voie interne, en particulier du calomel ingéré comme purgatif et à faible dose. C'est par la forme de l'éruption et par les symptômes généraux que l'on pourra établir le diagnostic.

Le siège de prédilection de l'érythème mercuriel sont les régions inguino-abdominales (Bazin) ; d'aspect scarlatiniforme, il est précédé de démangeaisons mordicantes.

Il y a de la fièvre ; sur les placards cramoisis, granités, apparaissent de petites vésicules miliaires, très nombreuses, d'égal volume et très prurigineuses ; le derme est œdématié ; la desquamation est parfois très abondante. Les altérations cutanées sont très importantes.

Quant aux symptômes généraux, ils sont souvent graves : insomnie, délire, coma, diarrhée, vomissements, stomatité. La mort est exceptionnelle.

Dans l'intoxication par les composés Bromés, par l'antipyrine, l'éruption simule celle de la scarlatine, de la rougeole, de la roséole siphylitique.

Signalons en dernier lieu en suivant la division de Maurice Reynaud (Leçons cliniques 1880) les éruptions érythémateuses signalées par quelques auteurs dans la fièvre typhoïde : elles sont précoces ou tardives, et n'ont, les unes comme les autres, aucune influence sur la marche de la maladie ; elles apparaissent sans être accompagnées de phénomènes généraux.

Parmi les précoces : scarlatiniformes de Forget (Union médicale 1852) ; de Murkinson (Traité de la fièvre typhoïde 1878) ; — les tardives : Rubéoliformes décrites dans la thèse de M. Lovy (1800) ; Polymorphes de Reynaud et Nélaton (Progrès médical 1878) et qui semblent, disent ces auteurs, avoir une heureuse influence sur la marche de la maladie, on voit qu'elles sont loin de l'érythème décrit et que le diagnostic différentiel en sera facile.

Pour résumer, c'est par l'intensité des phénomènes généraux, par la présence des ulcérations buccales ou péri-buccales, par élimination ou déduction, que le diagnostic s'établira.

CHAPITRE VII

PRONOSTIC

—

L'érythème étant le fait d'une infection secondaire, est une des complications les plus graves de la fièvre continue. Cependant parmi les érythèmes que nous avons signalés, les uns étaient bénins et guérissaient vite (obs. I; V; VI; IX); les autres, au contraire, s'accompagnaient de symptômes graves et étaient rapidement mortels, (obs. II; III; IV;) ou étaient suivis d'une longue convalescence, (obs, V; VIII). Chez les uns ce n'était qu'une simple efflorescence cutanée, sans réaction générale et sans grande valeur pronostique; chez les autres, au contraire, les phénomènes généraux primaient et devenaient d'une gravité telle qu'ils entraînaient la mort dans l'espace de deux ou trois jours.

A quelles conditions subordonner la gravité du pronostic? D'abord: 1° Au milieu ou existe l'infection. Dans les hôpitaux des enfants, la gravité d'une infection secondaire est extrême, elle est le résultat de l'encombrement qui augmente la virulence des microbes, soit par leur passage incessant d'un malade à un autre, soit par l'association du bacille d'Eberth et des streptocoques, ce qui les rend plus nocifs (Vincent et Gaillard). C'est ce qui explique la différence d'évolution d'une maladie épidémique à la campagne et dans les grandes villes, où des rougeoles et des scarlatines parfois si bénignes dans les villages sont épouvantablement graves dans les grands centres ;

2° Au terrain fourni par le sujet. Les tuberculeux, les syphilitiques (obs. IV, II), les cardiaques, les sujets atteints d'entérite muco-membraneux, de maladies de l'appareil génital, tous les débilités enfin offriront le plus de portes d'entrée à l'envahissement de l'infection.

Le pronostic pourra s'assombrir par la présence de vésico-pustules et l'extension de l'éruption au visage surtout s'ils s'accompagnent des phénomènes généraux graves suivants : Intolérance stomacale, diarrhée gris verdâtre, élévation de la température après la chute du début, prostration et adynamie, fréquence extrême du pouls, température 40° à 41°.

Si la guérison doit survenir, l'érythème disparaîtra dans quelques jours, les ulcérations cicatriseront, mais longue sera la convalescence. Les malades longtemps pâles et amaigris se traîneront péniblement et pourront être accablés par les accidents consécutifs suivants : sueurs profuses avec sudamina, albuminerie, hématurie, (Gaillard). Vomissements, diarrhée, hémorragies intestinales, ecchymoses, purpura, plaques de gangrène (Hutinel) de papulo-pustules d'Unna (Gaillard), d'abcès multiples, de furoncles, de tuméfaction des ganglions auxillaires, cervicaux et inguinaux (Hutinel). Lovy rapporte le cas d'un typhique ayant présenté, du dix-neuvième jour au vingt-sixième jour, une parotidite suppurée ; le trente-huitième jour de l'ictère, le cinquante-cinquième jour, un abcès sous le sterno-mastoïdien.

CHAPITRE VIII

TRAITEMENT

C'est par un traitement prophylactique au moyen de l'antisepsie que l'on parviendra à éviter l'infection secondaire, et à fermer les portes à son mode d'invasion. Ces portes d'entrée à antisepsiser, celles qu'Hutinel a surtout bien mises en évidence seront en première ligne les ulcérations buccales et péri-buccales, puis celles du nez et celles du scrotum. Il faut s'opposer aux fermentations de la bouche qui permettent au streptocoque d'exalter sa virulence. On y pratiquera des lavages répétés avec des solutions boriquées, phéniquées, résorcinées ; on y fera des pulvérisations de poudre de salol et d'iodoforme. Hutinel préconise l'acide lactique en solution faible 15 0/0, elle lui a paru efficace contre les ulcérations des lèvres. On pourra encore couvrir toutes ces fissures et ulcérations de vaseline boriquée, pour les mettre momentanément à l'abri des poussières infectées de germes. Ainsi modifiées, ces plaies guériront et les microbes ou associations microbiennes qui végétaient sur elles et préparaient le terrain à l'infection, disparaîtront ou ne pourront pénétrer dans l'organisme.

Cependant malgré tout, dans les milieux infectés, là où il y aura encombrement, accumulation en très grand nombre, ces lésions se produiront fatalement. C'est par l'isolement, la désinfection des salles, de la literie et des ustensiles dont se servent les malades que l'on parviendra à éviter le contage, les épidémies, l'association des micro-organismes et par suite leur virulence et leur nocivité.

Mais nous n'avons pu nous opposer à l'envahissement de l'infection secondaire ; comment en arrêter son mode d'évolution ? Ici pas de traitement spécial ; c'est comme des intoxiqués qu'il faut soigner les malades ; relever l'état général par l'alcool, le café, la caféine, la kola, etc., aider l'élimination des produits toxiques ou à leur destruction, par le lait, l'oxygène en inhalation, la quinine, etc.

Finissons en nous appuyant sur le traitement préventif, car par lui seul nous arriverons certainement à pratiquer la prophylaxie de cet accident toujours très grave, une infection secondaire ; par lui aussi nous éviterons ces autres accidents infectieux terribles, les gangrènes de la bouche. Et ceci est autre chose qu'une vue de l'esprit ; l'angine gangréneuse et l'angine diphtéroïde tuaient les malades atteints de scarlatine ; depuis l'ère de l'antisepsie, l'angine grangréneuse de la scarlatine est inconnue ; l'angine diphtéroïde est appelée à disparaître de la pathologie. Il doit en être de même des infections secondaires de la fièvre typhoïde.

CONCLUSIONS

I. — Il existe dans le cours de la fièvre typhoïde des érythèmes malins ou pernicieux qui sont le fait d'une infection secondaire grave.

II. — Ces érythèmes infectieux sont la preuve des troubles circulatoires locaux, causés soit par des microbes connus, soit par des bacilles indéterminés ou leurs toxines.

Les conditions indispensables à leur érythrogénie ne peuvent pas être exactement déterminées.

III. — Ces infections sont d'autant plus fréquentes et plus graves qu'elles existent dans un milieu hospitalier plus encombré et chez des sujets plus débilités.

IV. — Elles semblent avoir pour porte d'entrée les ulcérations buccales et péri-buccales, les plaies, les escharres du scrotum, etc.

V. — Le traitement sera prophylactique : isolement, antisepsie.

INDEX BIBLIOGRAPHIQUE

FORGET. — Diagnostic de la fièvre typhoïde 1852.

SOURIER et ASPOL. — Epidémie de fièvre Rubéolique à St-Etienne. — *Mémoires de Médecine et Chirurgie militaires* 1862.

CÉDBVERGNE — De la fièvre typhoïde et de ses manifestations congestives, inflammatoires et éruptives. — *Thèse Paris* 1864.

MORNARD. — Des éruptions cutanées dans la fièvre typhoïde. — *Thèse Paris* 1875.

MURCHINSON. — De la fièvre typhoïde. Trad. hectaud 1878.

BOUCHARD. — Pathogénie des hémorragies. — *Thèse agrégation.*

SIREDKY et FÉRÉOL. — *Union médicale* 6 mars 1876.

RAYMOND et NÉLATON. — Une variété d'éruptions typhiques. — *Progrès médical* 1878.

GABIRAN. — Exanthèmes typhoïdes. — *Thèse Paris* 1879.

KÉROMNÈS. — Etude descriptive de quelques éruptions typhiques. *Thèse Paris* 1881.

MARQUET. — De l'érythème polymorphe grave ou infectieux. — *Thèse Paris* 1885.

MOLÈNE-MAHON (de). — De l'érythème polymorphe. — *Thèse Paris* 1884.

Estève. — Evolution simultanée de la fièvre typhoïde avec la rougeole et la scarlatine. — *Thèse Paris* 1888.

De Langenhagen. — De l'érythème polymorphe infectieux. — *Thèse Nancy* 1888.

Lovy. — *Thèse Paris* 1890. — Exanthèmes rubéoliques typhiques.

Hutinel et Martin de Gimare. — Erythèmes infectieux dans la fièvre typhoïde, — *Médecine moderne* 1890.

Besmès. — *Annales de dermatologie* 1890. — Pathogénie des érythèmes.

Peter. — Erythème dans la fièvre continue. — *Semaine médicale* 1891.

Juhel-Renoy. — *Société médicale des hôpitaux* 1892. — Des infections secondaires distinctes à propos de rougeole et de fièvre typhoïde.

Mussy. — Des érythèmes infectieux en particulier dans la diphthérie. — *Thèse Paris* 1892.

Hutinel. — *Archives générales de médecine* 1892. — Note sur quelques érythèmes infectieux.

Skider. — Deutch. arch. fur. kli. méd. 1892.— *Revue générale de médecine.*

Brouardel et Toinot. — 1893.

Calton. — *Thèse Paris* 1893. — Erythèmes infectieux en particulier dans la fièvre typhoïde.

Marnino. — *Brilich. méd.* journ. 1893. — Erythèmes cutanés consécutifs à la scarlatine.

Chauffard. — Des affections pyogéniques et exogènes. — *Méd. moderne,* page 1815.

Lévy. — *Thèse Paris* 1895. — Contribution à l'étude de l'érythème.

GALLIARD. — *Société médicale des hôpitaux* 1894. — Contribution à l'étude des érytèmes infectieux.

SCHULTHEN. — *Correspondance Bl. für Schweizer. Arts* 1895. — 1er février. Contribution statistique à l'étude de l'érythème polymorphe.

HERRICH. — *Médecine moderne* 1895. — P. 1040, 1000 cas fièvres typhoïdes.

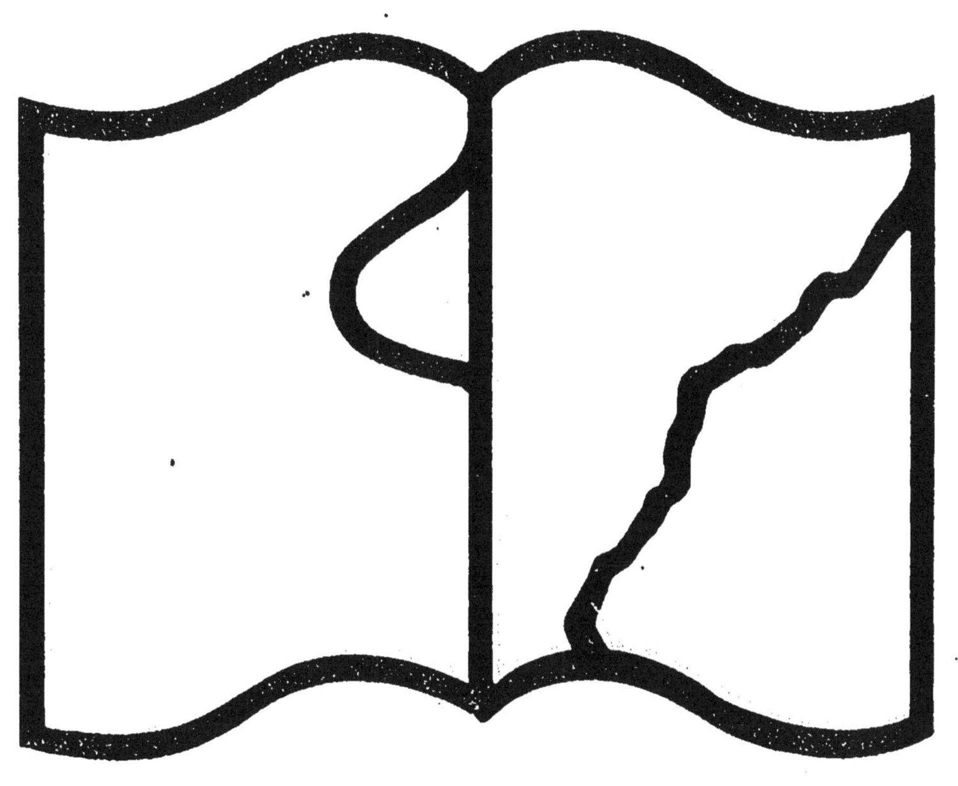

Texte détérioré — reliure défectueuse

NF Z 43-120-11

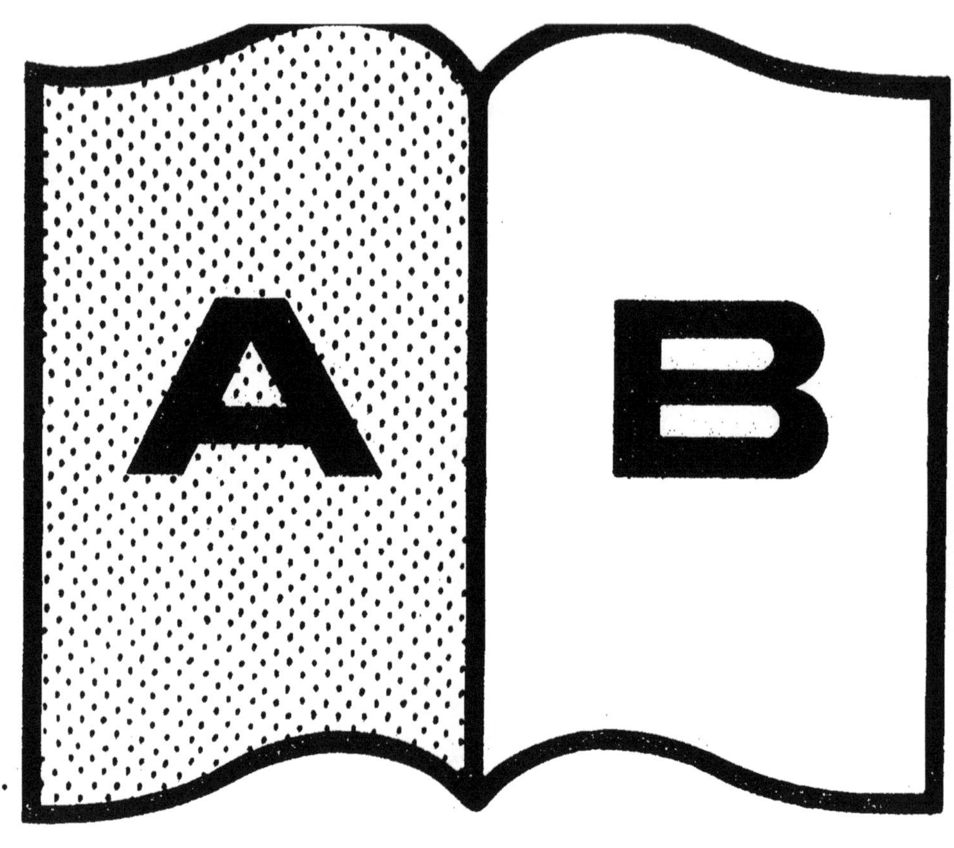

Contraste insuffisant

NF Z 43-120-14